DE LA VARIOLE

ET

DE LA VACCINE

RAPPORT

PRÉSENTÉ A L'ACADÉMIE

PAR

Le Dr Paul LEVASSEUR,

Lauréat de l'Académie de Médecine de Paris; Médecin en chef
à l'Hôtel-Dieu de Rouen;
Chirurgien des Asiles d'Alienes de la Seine-Inférieure;
Président de l'Académie des Sciences,
Belles-Lettres et Arts de Rouen;
Membre du Conseil central d'Hygiène et de Salubrité publique
du Département, etc., etc.

ROUEN

IMPRIMERIE CH.-F. LAPIERRE

RUE SAINT-ÉTIENNE-DES-TONNELIERS

1876

DE LA VARIOLE

ET

DE LA VACCINE

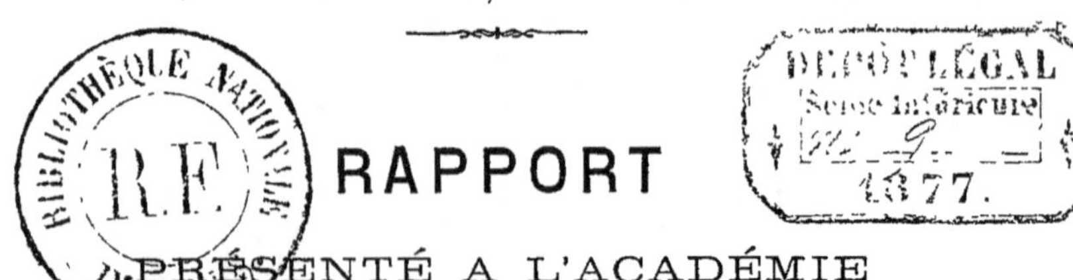

RAPPORT

PRÉSENTÉ A L'ACADÉMIE

PAR

Le Dr Paul LEVASSEUR,

Lauréat de l'Académie de Médecine de Paris; Médecin en chef
à l'Hôtel-Dieu de Rouen;
Chirurgien des Asiles d'Aliénés de la Seine-Inférieure;
Président de l'Académie des Sciences,
Belles-Lettres et Arts de Rouen;
Membre du Conseil central d'Hygiène et de Salubrité publique
du Département, etc., etc.

ROUEN

IMPRIMERIE CH.-F. LAPIERRE

RUE SAINT-ÉTIENNE-DES-TONNELIERS

—

1876

L'épidémie de variole que nous subissons en ce moment a commencé par l'Hôtel-Dieu, il y a cinq mois environ.

Depuis, la maladie a envahi successivement la ville et la banlieue, où elle sévit aujourd'hui encore dans un rayon assez considérable.

Bien que cette épidémie soit peu intense, si l'on en juge par le nombre restreint des sujets atteints et le peu de gravité des cas signalés, elle n'en constitue pas moins un danger public qui pourrait, à un moment donné, prendre de graves proportions.

En présence d'une pareille éventualité, le devoir des médecins et des administrations compétentes est d'indiquer et de prendre les mesures capables d'enrayer le fléau ou tout au moins d'en limiter les ravages.

Déjà les médecins ont jeté le cri d'alarme ; M. le Préfet de la Seine-Inférieure a répondu avec le plus grand empressement à leur appel. Grâce à l'active intervention de M. Limbourg, tous les vaccinateurs ont été mis à même de remplir leur mission préservatrice.

C'est déjà beaucoup, attendu que la vaccine qu'ils concourent à répandre parmi les populations pauvres constitue le traitement préventif par excellence de la variole, dont elle est l'antidote indéniable.

Mais, pour atteindre ce résultat, le remède doit être appliqué d'une manière générale et bien comprise ; le péril ne saurait être conjuré qu'à ce prix.

Malheureusement, il existe chez nous une foule d'erreurs à l'endroit de la variole et de la vaccine, erreurs qui n'entravent que trop les bons effets que l'on est en droit d'attendre quand on tient dans sa main non pas seulement le spécifique qui guérit, mais l'agent prophylactique, non douteux, qui prévient le mal.

Le seul moyen de détruire ces erreurs consiste à faire, autant que possible, la lumière sur ce problème complexe de pathologie et d'hygiène. Il faut que tous connaissent la variole et les dangers qu'elle comporte ; il faut surtout que chacun sache ce que c'est que la vaccine et les précieux avantages qu'elle renferme. C'est dans le but de concourir à la diffusion de ces connaissances, que je me suis cru autorisé à porter cette question dans cette enceinte. Je n'ai point la prétention de faire ici de la science pure ; c'est surtout par le côté pratique que je me suis proposé d'envisager le sujet. Un exposé sommaire sera suffisant pour éclairer la question du traitement que j'ai particulièrement en vue.

La variole est une maladie propre à l'homme. Son origine nous est inconnue ; la nature de son principe contagieux n'est pas non plus rigoureusement défini. Mais que ce soit un animalcule, comme le prétendent quelques auteurs, ou un champignon du genre micrococcus, ainsi que l'affirment quelques autres, il n'importe. Ce qu'il y a de certain, c'est que la contagion s'établit par inoculation et par empoisonnement, ou infection à distance ; ce qui est bien démontré encore, c'est que toutes les parties constituantes de la pustule de la variole, depuis le liquide incolore qui la constitue au début jusqu'à la décomposition finale qui réduit ses croûtes en poussière impalpable, jouissent de cette double propriété.

Le liquide variolique est, à la vérité, plus propre à l'inoculation, et la poussière apparaît au contraire comme le principe direct de la transmission éloignée.

J'insiste sur ce point qui permet déjà d'établir une distinction entre le virus vaccinal et le virus de la variole. — La matière inoculable ne peut pénétrer dans l'économie si une voie ne lui a été ouverte au préalable ; il faut qu'un tramatisme intervienne et la porte au-dessous de l'épiderme ou de l'epithelium qui protègent la peau et les muqueuses pour qu'elle arrive à se reproduire. Au contraire, les émanations solides ou gazeuses qui rayonnent des varioleux pénètrent facilement dans l'organisme ; l'appareil pulmonaire dans les échanges de gaz qui se font incessamment de l'air vers le sang, et réciproquement, n'y facilite que trop leur pénétration.

Quel'qu'ait été le mode de contagion, une fois que l'organisme est envahi, il est en puissance de variole. Une élaboration première s'y produit d'une manière latente, mais fatale ; toutefois, la maladie est à l'état larvé, car il n'y a pas de malade jusque-là. Le sujet contaminé continue, en effet, d'opérer ses fonctions sans troubles appréciables. Ce n'est que vers le sixième jour que l'empoisonnement se révèle par des troubles non douteux : un malaise général, suivi de frissons et de vomissements répétés coïncidant avec une élévation considérable de la température du patient, annoncent l'invasion du mal ou plutôt sa première évolution pathologique saisissable ; des troubles spéciaux du système nerveux s'y ajoutent, qui viennent préciser leur signification.

L'intensité des phénomènes initiaux est loin d'être en rapport constant avec la gravité de la maladie. Je l'ai observé plus d'une fois au cours de l'épidémie actuelle. Là, comme ailleurs, il n'est pas très-rare de rencontrer des symptômes généraux intenses suivis d'éruptions bénignes. Cependant, il est des signes qui ont, dès le début, une gravité exceptionnelle, et que rien ne peut changer dans la suite : les poussées scarlatiniformes qui précèdent l'éruption, le rasch hémorrhagique surtout, permettent de porter d'emblée un pronostic fâcheux.

L'éruption constitue la manifestation extérieure de la variole. La pustule commence par une élevure papuleuse au centre de laquelle apparaît bientôt un liquide incolore qui s'y accumule au niveau du corps muqueux du derme, en soulevant les éléments dissociés de l'épiderme. Puis, ce liquide se trouble par une suite de métamorphoses pathologiques qui s'y opèrent. La pustule devenue purulente arrive alors à son apogée, comme l'indique le retentissement qu'elle détermine dans l'économie où elle a allumé une nouvelle fièvre *dite de suppuration*. La forme des pustules, qu'elles soient ou non ombiliquées, n'a pas une grande importance au point de vue du pronostic ; celui-ci découle plutôt de leur nombre. Les pustules isolées, ou réunies en groupes séparés, constituent les varioles discrètes ; celles, au contraire, qui se fondent en larges cloches ou se superposent, tout en restant distinctes, forment les varioles graves. Pour ce qui est des terminaisons funestes, l'abondance de la suppuration joue un grand rôle ; mais, le plus souvent, la forme de l'éruption en est la cause.

Dans ce cas, la mort survient très-rapidement par la suspension des fonctions cutanées. La rétention des principes excrémentitiels qui d'ordinaire s'éliminent par cette grande voie, empoisonne rapidement le malade. Les mêmes faits se répètent, avec les mêmes conséquences, à l'intérieur : l'éruption envahit en même temps les organes de la respiration et de la digestion, etc., etc.; les pustules s'y étendent même d'autant plus loin que l'éruption cutanée est plus abondante. Dans les varioles bénignes, l'éruption interne est limitée à la gorge et à la partie supérieure des voies respiratoires ; dans les formes graves, elle s'étend profondément dans les bronches et gagne les parties les plus reculées du tube digestif pour y accomplir plus sûrement son œuvre de destruction.

Je ne parlerai point des complications si nombreuses qui ajoutent encore à la gravité de la variole. Elles sont pour beaucoup dans ces terminaisons foudroyantes que l'on enregistre chaque jour.

Le point sur lequel je dois insister, parce qu'il est la base de cette communication, est celui-ci : « *Les ravages que la variole exerce sont variables comme les sujets.* »

En d'autres termes on pourrait dire : « *les désordres que l'on observe sont encore plus le fait du malade que de la maladie.* »

En effet, l'expérience a démontré d'une manière irréfutable que le principe variolique était *invariable* de sa nature.

Il n'en est pas de même des *individus* qui contractent cette affection.

Suivant la réceptivité des sujets, on aura des varioles bénignes ou des varioles graves, tout en puisant au même foyer. La puissance de réception varie elle-même suivant les modifications imprimées à l'organisme par une variole antérieure ou par la vaccine.

Elle diffère encore par le fait de la constitution actuelle du sujet contaminé; mais le virus proprement dit conserve toute sa puissance délétere, quelle que soit la forme, *grave* ou *bénigne,* de sa manifestation.

Cela est si vrai, qu'une varicelle, par exemple, que l'on considère, bien à tort, comme une affection insignifiante, peut donner aux autres une *variole des plus graves.*

Il importe de savoir encore que l'immunité acquise par une variole précédente n'est que passagère, absolument comme celle que confère la vaccine.

De nombreuses observations prouvent que le bénéfice de l'immunité acquise par la variole disparaît au bout de huit ou dix ans. Il ne peut en être autrement pour la vaccine.

Relativement au traitement, il y a deux parts à faire : celle de la maladie et celle du malade.

Je ne parle pas de la prophylaxie; je reviendrai sur ce point capital. Le traitement particulier et les soins à donner aux varioleux varient suivant les sujets et suivant les cas. L'homme de l'art est seul compétent pour en juger *de visu* et indiquer le traitement propre à chacun d'eux; mais il est des indications générales qui s'appliquent à tous les malades. En temps d'épidémie, on ne saurait trop s'en préoccuper; l'hygiène des malades et la salubrité publique se tiennent étroitement unies toujours; cela est particulièrement vrai pour la petite vérole.

Au sein des familles, les varioleux seront autant que possible gárdés dans des chambres spacieuses, dépourvues de toute espèce de tentures. L'air y sera renouvelé fréquemment. Un courant d'air frais pourrra même y être

entreténu. Pour cela, il suffirait d'établir une prise d'air
sous le lit du malade, en ayant soin de placer ce lit en
face d'un foyer constamment allumé. Ce courant, en
donnant de l'air pur, aurait encore pour effet de détruire par la combustion les principes infectieux qui se
dégagent du malade, et par conséquent de circonscrire
le mal.

Si, dans les familles, ces précautions sont utiles,
elles deviennent indispensables toutes les fois que les
malades sont réunis en plus ou moins grand nombre;
la nécessité d'une puissante aération s'impose alors im-
périeusement. C'est une question de vie ou de mort
pour les intéressés; elle est donc capitale pour ceux qui
ont la mission d'organiser des créations de ce genre. Au
lieu de foyers allumés dans les chambres, le chauffage
à l'aide d'un calorifère est ici préférable. Une organisa-
tion particulière de cet appareil permettrait même d'en
tirer des ressources immenses au double point de vue
de la ventilation et de l'assainissement total du milieu
infecté. La disposition des calorifères proposée par
l'éminent ingénieur des ponts et chaussées, dans la
Seine-Inférieure, pourrait être utilisée en faveur des
varioleux.

M. Léchalas a exposé son système dans un mémoire
intitulé : « *la Ventilation des théâtres, casernes, hôpi-
taux*, » publié dans le bulletin de l'Association scientifique (1).

Ce système est aujourd'hui en usage dans les nou-
velles écoles de Paris.

La distribution de l'air chaud à l'aide de ces appareils
a lieu de haut en bas. Les bouches de chaleur s'ouvrent
vers les plafonds des salles, et les bouches de déga-

(1) Association scientifique. — Décembre 1876.

gement sont disséminées au niveau du sol ; la ventilation se trouve assurée par des cheminées d'appel où se rendent les tuyaux d'échappement.

Pour être employé avec avantage dans les salles de varioleux, et le faire concourir d'une manière plus efficace à l'assainissement général, il n'y aurait qu'un complément d'installation à y ajouter : il suffirait de conduire les tuyaux de dégagement dans un canal unique qui viendrait s'ouvrir sous la grille même du calorifère. Le tirage du foyer assurerait cette *circulation de retour*; l'air vicié, après avoir subi une véritable combustion, n'irait plus répandre dans l'espace ses dangereux produits. Pour compléter l'ensemble des mesures sanitaires à prendre, le linge et les objets de literie qui auront servi aux varioleux seront passés à l'étuve avant que d'être utilisés pour d'autres ; c'est un puissant moyen de désinfection, puisque la plupart des organismes inférieurs, qui jouent un rôle si actif dans la contagion de la variole, ne résistent pas à une température supérieure à 100°. Quant aux désinfectants, leur usage devra être proscrit s'il gêne en quoi que ce soit l'acration.

Ici se place la question de l'isolement des varioleux : l'observation journalière l'a résolue, et presque tous les médecins sont unanimes à en réclamer la mise en pratique. Déjà les faits qui sont propres à l'épidémie actuelle la recommandent à la vigilance de qui de droit.

Sa réalisation serait une heureuse innovation pour les malades et pour ceux qui les approchent à quelque titre que ce soit. Mais l'isolement ne veut pas dire l'encombrement ; pour que cette mesure fût profitable à tous, il faudrait l'exercer avec toute la prudence voulue. Au lieu de les réunir dans de grandes salles, les varioleux seront dispersés dans des locaux distincts, et n'ayant entre eux d'autre communication que celle qui résulterait de la

distribution des procédés d'hygiène indiqués plus haut,
— les avantages de ce traitement devront faire tomber les
dernières préventions que cette méthode a rencontrées
parmi le public, préventions qui ont été partagées par
quelques médecins.

A ceux qui regardent l'isolement comme un procédé
inhumain, et qui considèrent comme voués à une mort
certaine les varioleux que l'on soigne de la sorte, on peut
répondre que les mesures à prendre leur offriront au
contraire, sous le rapport du traitement, plus d'avantages que ceux qui résultent du mode de dissémination
en usage aujourd'hui dans nos établissements hospi-
taliers, sans compter les dangers qui en résultent pour
les autres. On peut ajouter en second lieu que l'isolement
ne comporte qu'une séquestration relative ; on n'a jamais
songé à séparer complétement ces malades de ceux qui
leur sont chers ; mais, dans l'intérêt de tous, on sera
en droit d'exiger de ceux-ci, comme de toutes les per-
sonnes qui se consacrent au service des varioleux.
qu'ils soient revaccinés.

On a dit encore que les dangers d'infection ne dispa-
raîtraient point par l'isolement, pour cette raison que
ceux qui sont préposés à la garde de ces malades ne
peuvent être isolés avec eux.

A cette objection, l'expérience répond qu'il n'est pas
démontré scientifiquement que la contagion puisse s'établir par l'intermédiaire d'un sujet sain. L'épidémie actuelle l'a montré encore : ceux-là seuls ont répandu la
variole qui l'avaient contractée personnellement.

J'ai résumé brièvement les précautions générales à
prendre pour les malades.

Il me reste à indiquer celle qui est à la disposition
des sujets bien portants.

La variole est une affreuse maladie ; mais, plus heureuse que beaucoup d'autres, elle possède un remède puissant, héroïque — la vaccine. — Celle-ci ne guérit pas la variole; elle fait plus et mieux, elle la prévient, elle la remplace en lui empruntant ses caractères extérieurs, pour lui imprimer son génie propre essentiellement favorable.

La vaccine n'est pas autre chose d'ailleurs que la variole; *c'est la variole de la vache* transmise à l'homme par inoculation et répétée d'individu à individu par le même procédé, la transmission à distance étant inconnue au Cow-Pox.

La pratique des inoculations est fort ancienne. Déjà les Indous l'ont appliquée dans l'antiquité : pour se préserver de la variole grave, ils s'inoculaient *le virus* des éruptions discrètes qu'ils considéraient comme bénignes, dans l'ignorance où ils étaient de la nature même de ce virus. Depuis, ces essais ont été renouvelés à toutes les époques; mais on a dû y renoncer devant les accidents qui en résultaient parfois.

La *variole de la vache* ne pouvait passer toujours inaperçue; au siècle dernier, on avait constaté çà et là quelques inoculations spontanées de cow-pox à l'homme, et l'on avait été frappé de la parfaite ressemblance de cette éruption avec celle de la variole.

Quelques inoculations *de vache à bras* furent même tentées, en France et en Allemagne, sans accidents. — Toutefois, il faut arriver à Jenner pour voir cette précieuse découverte sortir des limbes de l'empirisme et arriver à se produire au grand jour de la science. C'est évidemment à l'initiative de ce génie observateur que nous sommes redevables de la plus grande conquête médicale des temps modernes. Ses contemporains lui ont érigé des statues; la postérité élèvera un temple à sa mémoire. — La vaccine, comme je l'ai dit plus haut, n'est autre que la variole de la vache; c'est une véritable petite vérole en miniature. Son aspect. sa marche, etc., la rappellent de tous points. Elle se développe plus vite, parcourt plus rapidement ses périodes, et cela d'une manière inoffensive. — Ainsi la pustule vaccinale commence à paraître dès le troisième jour; le liquide s'y montre du cinquième au septième, et vers le neuvième la suppuration s'y fait presque sans réaction. La dessication a lieu vers le quinzième, et les croûtes tombent dans la troisième semaine.

Enfin, ces pustules laissent une cicatrice caractéristique.

Mais de même que la variole peut récidiver, la vaccine a besoin d'être renouvelée; l'immunité qu'elle laisse après elle n'étant que temporaire.

L'observation a démontré que l'aptitude à prendre, la variole reparaît au bout de huit à dix ans. La même loi s'applique à la vaccine (1).

Il est donc nécessaire de procéder à une nouvelle inoculation vaccinale après ce délai. Cette sage précaution devrait être une règle pour tous en temps d'épidémie.

Les reproches que l'on a adressés à la vaccine sont si peu fondés que je ne crois pas devoir insister pour les réfuter. Dans une critique très-fine, un écrivain spirituel autant que profond observateur (2) en a fait justice en prêtant à la vaccine le pouvoir de transmettre les qualités, les défauts, voire même les sentiments des autres, par inoculation.

C'est la meilleure réponse à adresser aux détracteurs de la vaccine.

(1) Cette vérité a été établie par les observations de tous les médecins-vaccinateurs. Les recherches de notre savant Membre correspondant, M. le docteur Alfred Vy, d'Elbeuf, qui a rendu les plus signalés services à la vaccine, l'ont surtout démontrée.

(2) M. de Laboulaye.

En résumé :

1º La variole humaine est due à un principe fixe, dont les manifestations sont variables suivant les dispositions organiques des sujets;

2º Elle peut atteindre plusieurs fois les mêmes individus;

3º Le traitement de la variole confirmée repose tout particulièrement sur l'aération. la ventilation et la combustion des gaz délétères;

4º La variole de la vache, *dite vaccine,* chez l'homme préserve au même titre que la variole:

5º Comme celle-ci peut récidiver tous les dix ans, la vaccine doit être renouvelée dans le même temps;

6º Les dangers des inoculations vaccinales sont nuls ou à peu près.

Dʳ Paul LEVASSEUR.

Médecin en chef à l'Hôtel-Dieu.